# 明治維新・漢方撲滅の実相

# 序文

明治維新によって大政奉還が為され日本は天皇親政による近代化の道を歩んだ。医学界においても古めかしい漢方が否定され西洋医学に転換したのは自然の流れであったと、何の疑問もなくわたくしはこれまで漫然と過ごして来た。

ところが、和田啓十郎著『医界之鉄椎』の成立過程を詳細に検討したところ、明治維新政府の政策は漢方の否定というような生やさしいものではなく、それは明治天皇のご意向をも裏切る凄まじい撲滅工作であったことが明らかになった。

この結果、明治の末には、それまで千年以上にわたって日本の医療を担ってきた漢方は絶滅の危機に瀕したのである。この様な危機的状況において和田啓十郎は漢方の再認識を唱え、四五歳の生涯を貫いた。この和田啓十郎の義憤については本書と同時出版する『和田啓十郎・漢方復興不屈の魂』に記したところである。

しかし、それから約百年を経た現在においても、漢方の評価は決して高いとは言えない。特に大学アカデミズムにおいて漢方は正しく評価されてはいない。これは明治期の漢方撲滅政策の当然の帰結であって、漢方を理解する学者が殆どいないという状況を現出しているからである。驚くべき事に、行政においても連綿として維新政府の方針を基本的には継承しているのであって、漢方振興課、或いは鍼灸医学をも含めた伝統医学振興推進室などは存在しない。行政組織は国会で承認された法律に基づいて整備されるが、省令室と言うような組織はその前段階として作られて良いとわたくしは考えている。韓国や中国では伝統医学の振興推進の部局が置かれており、WHO（世界保健機関）やISO（国際標準化機構）問題などに国家として対応しているのとは雲泥の差が生じている。どちらが先かという物事の因果関係は「鶏と卵」に喩えられるが、明治維新政府による漢方撲滅政策は鶏も卵も医学界から消滅させたのである。

しかし、臨床的に本当に有用なものは、決して壊滅しない。和田啓十郎に連なる先人の努力の甲斐あって一九六一年に厚生省と日本医師会の協議によって、国民皆保険制度が発足したが、この制度の中で漢方エキス製剤や煎剤が西洋薬と共に臨床応用が可能な状況になったのである。これは当時の日本医師会長・

武見太郎の見識によるものであるが、いずれにせよ一つの医療保険制度の中で東西医学を同時に活用できる国は日本を措いて無いのである。世界標準に準拠した医学・医療は重要であるが、自らの国の誇るべき文化としての漢方を正当に評価し、活用してこそ国家のアイデンティティーが保てる。「欧米の医療では漢方を必要としていない」などという発言は「植民地主義」的な卑屈な医療哲学と言わざるを得ない。いつから日本はいずれかの国の属国になってしまったのだろうか。

本書は漢方にとって一三〇年の暗黒時代をもたらした明治維新に際しての漢方撲滅の経緯を記し、その歴史的実相だけは何としても後世に伝えておかなければならないとの思いから執筆したものである。『論語』に「過ちて改めざる是を過ちという」と記されている。今こそ「歴史の過ちを改める」時である。

令和三年立春

寺澤捷年識

# 目次

序文 … 3
目次 … 6
第一章　維新前夜 … 9
第一節　医師開業試験以前の医師養成 … 10
第二節　緒方洪庵・適塾のこと … 12
第三節　佐倉順天堂のこと … 20
第四節　長谷川泰と石黒忠悳 … 26
第五節　漢方医は何を考えていたのか … 28
第二章　維新後の漢方撲滅の実相 … 31
第一節　医制は軍制の一部と考えられた … 32
第二節　明治維新とは漢方撲滅のことであった … 39

第三節　浅田宗伯、明宮嘉仁親王（大正天皇）の命を救う　…　44
第四節　天皇の聖慮を裏切った府立脚気病院をめぐって　…　47
第五節　漢方撲滅の日　…　64

あとがき　…　70

# 第一章　維新前夜

## 第一節　医師開業試験以前の医師養成

厚生省医務局が編纂した『医制百年史』によると、「医制が発布された明治八（一八七五）年当時、全国で西洋医師は五千二百人、漢方医は二万三千人。そのうち漢方医のなかで一定の履歴を有する者には無試験で開業免許（一代限りの免許）が与えられたが、新規に医師開業免許を得るためには解剖学や生理学などの西洋医学の試験が課せられるようになった。」と記されている。因みにこの頃の日本の人口は約三千三百万人であった。

医師開業試験以前の医師はどの様に養成されていたのであろうか。漢方の場合は既に医師であった父親、名のある医師の家塾、各藩の藩校などであった。そこには全国一律の資格試験があったわけではない。これは日本が藩政によって分割統治されていたことが主な要因であろう。幕末の日本には約二七〇藩が存在していた。幕府直轄の医学研究所は江戸「医学館」であり、ここでの書誌学的研究は極めてレベルが高く、その学問的成果は中国に逆輸出されるほどであった。この「医学館」は医師の養成にも当たっていた。後に記す府立脚気病院で漢方の診療を担当した今村了庵はこの医学館で講師を務めている。

他方、約五千二百人の西洋医師（蘭方医）はどの様にして育成されたのであろうか。関東においては佐藤泰然の創設した「和田塾」の塾生や松本良順、佐藤尚中、そして佐倉順天堂の門人として育成され、関西にあっては大坂の「適塾」の塾生として教育を受けたものが多かった。この他にもオランダ医学がもたらされた長崎に遊学して蘭医方を学んだ者も少なく無かった。さらに幕末になると幕府が設けた「お玉が池種痘所」が「西洋医学所」（後の大学東校）となり、ここで蘭方医の育成が為されていた。これらの総数が明治初頭に約五千人であったと言うことである。

次節から逐次個々人を紹介するが、そこに登場する人物は何らかの形で、維新後に「漢方撲滅」に関連した人々である。

## 第二節　緒方洪庵・適塾のこと

明治維新前後の蘭方医の系譜の概要を図1に示した。大きくは二系統であって、緒方洪庵の適塾と佐倉順天堂の系譜である。この両者の違いを端的に言えば、適塾派はオランダ流医学を学ぶことと同時にオランダ語や西欧の近代思想の理解に重きを置いていたと考えられる。従って図の左端に示した福沢諭吉のように医師を目指さない人材も集まっている。安政の大獄で極刑に処せられた橋本左内も適塾の門人であった。

これに対して佐倉順天堂派は佐藤泰然が反幕の思想犯の疑いを掛けられていたことから、オランダ外科学の修得に特化していた。更に興味深いことには、初代・泰然の時代には内科的治療には漢方も適宜用いていたことである。最終的に両者は幕命によって安政五（一八五八）年「お玉が池種痘所」とその後の「西洋医学所」の設立運営に共同で当たったが、両派の間には軋轢があったとも伝えられている。

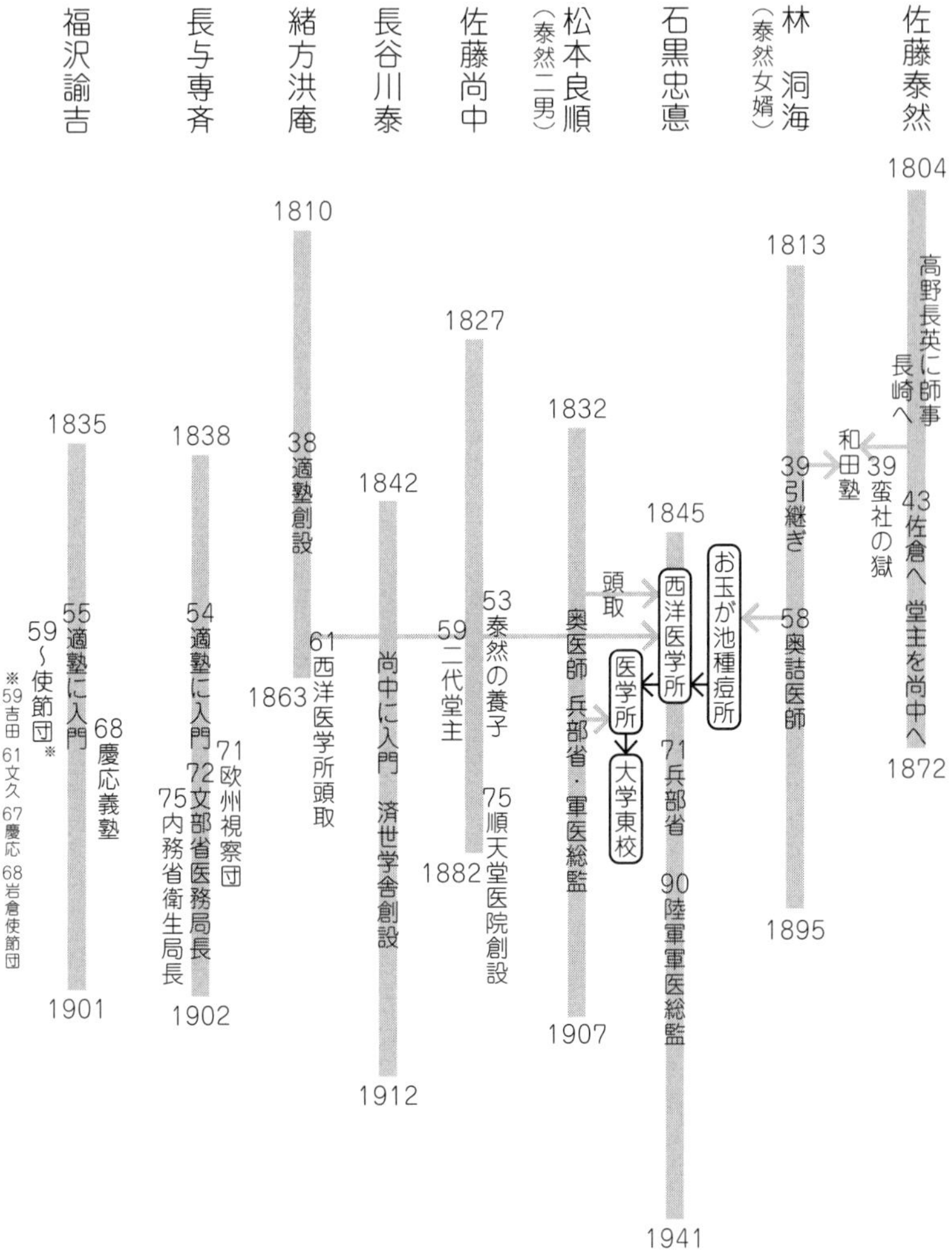


図１　明治維新前後の蘭方医の系譜

緒方洪庵（一八一〇―一八六三）が大阪に蘭学塾を開き「適塾」（適々塾）と称した。洪庵自身は蘭方医として実際に患者の治療に当たっていたが、門人約二千人は必ずしも蘭方医を目指したのでは無く、蘭学のみを学ぶ者もいた。言わば「蘭書解読の研究所」であった。その適塾に一八五五年に福沢諭吉が入門し、三年後に第十代塾頭になっている。また長与専斉は一八五四年に入門し、福沢諭吉を継いで第十一代塾頭を務めている。「長與專齋」が正字であるが本書では「長与専斉」と通行字で記すことにする。専斉は諭吉より四歳年少であったが、祖父の意向で蘭方を学ぶ事になった人物である。彼は維新政府において文部省医務局長、内務省衛生局長となったが、福沢諭吉の文明論は彼に決定的な影響を与えたとわたくしは確信している。すなわち専斉は漢方撲滅の首謀者となったのである。その諭吉は「漢方」に関連して、『福翁自伝』に適塾の頃を回想し、こう述べている。

☆　　☆

〔漢方を敵視す〕もしも真実その苦学の目的如何なんて問う者あるも、返答はただ漠然たる議論ばかり。医師の塾であるから政治談は余り流行せず、国の開鎖論をいえば固より開国なれども、甚だしくこれを争う者もなく、ただ当の敵は漢方医で、医者が憎ければ儒者までも憎くなって、何でもかでもシナ流は一切打ち払いということは、どことなく定まっていたようだ。儒者が経史の講釈をしても聴聞しようという者もなく、漢学書生を見ればただ可笑しく思うのみ。殊に漢医書生はこれを笑うばかりでなくこれを罵詈して少しも許さず、緒方塾の近傍、中ノ島に華岡という漢医の大家があって、その塾の書生は孰れも福生とみえ服装も立派で、なかなかもって吾々蘭学生の類ではない。毎度往来に出逢うて、もとより言葉も交えず互いに睨み合うて行き違うそのあとで、「彼の様ァ如何だい。着物ばかり綺麗で何をしているんだ。空々寂々チンプンカンプンの講釈を聞いて、その中で古く手垢の付いている奴が塾長だ。こんな奴らが二千年来垢染みた傷寒論を土産にして、国に帰って人を殺すとは恐ろしいじゃないか。今に見ろ、彼奴らを根絶やしにして呼吸の音を止めてやるから」なんてワイワイ言ったのは毎度のことであるが、これとても此方に如斯という成算も何もない。ただ漢方医流の無学無術を罵倒して、蘭学生の気焔を吐くばかりのことである。

『福翁自伝』九三頁

☆

更にまた福沢諭吉は長与専斉の還暦の祝辞にもこう述べている。

「けだし君の生涯は、医学を以て終始するものにして、その目的は新政府の革新と共に全国の医風を一新し、傷寒論の無稽を排斥して之にかえるに西洋文明の医学を以てし、所謂根本的の改革を実行せんとするに在りしや明らかなり。」

☆

福沢諭吉は木村摂津守派遣団、岩倉具視派遣団をはじめ文久、慶應の欧州派遣団にも参加している。彼は欧米列強の実情を目の当たりにして、日本の近代化に邁進したのである。その背景には「不平等条約の撤廃」という大目的があった。しかし、未だにわたくしは納得する答えを得ていないのであるが、何故漢方を徹底的に撲滅するということを具体的に進めたのであろうか。

一つ言えることは「医者が憎ければ儒者までも憎くなって、何でもかでもシナ流は一切打ち払いということは、どことなく定まっていたようだ。」との記述の背景である。儒教の国と崇めてきた清国が近代化に遅れたために、イギリスを初めとする欧米列強の前に侵略されている実情は儒学も中国伝来の漢方も国家の存立にとって棄却しなければならないものであったのではなかろうか。

またそこには、私怨もあったとわたくしは考えている。一例を挙げると、諭吉が豊前中津藩の下級武士の家柄であった為に味わった長崎での家老の息子による卑怯な仕打ちである。兄が藩から命じられたオランダ砲術書の調査に運良く同行出来た諭吉であったが、同時期に長崎に滞在していた家老の息子（奥平壱岐）が諭吉のオランダ語の抜群の上達を嫉み、国元へ呼び戻す工作を行い長崎から諭吉を排斥したのである。そこで諭吉は脱藩を決意し、船賃後払いで大坂の中津藩屋敷の兄を頼って出奔した。兄は諭吉の脱藩を思い留まらせ、大坂での蘭学学習を勧めたのであった。これが幸いして適塾に入門するという結果を生んだのである。

つまり、諭吉にとって、「漢方」は封建制度そのものであり、日本の近代化を阻害する不合理な非文明的なものであったのである。

☆

ここで、漢方撲滅の首謀者、長与専斉のことを記しておきたい。諭吉は直接的には医学教育制度に携わらなかったが、その思想を医学界で具現化したのが長与専斉である。彼は天保九（一八三八）年に肥前国大村藩の漢方医・長与中庵の子として生まれた。五教館で学んだ後、大坂の緒方洪庵・適塾に入門（一八五四年）。福沢諭吉の後任の塾頭となった。後に大村藩の侍医となり、一八六一年、長崎の医学伝習所でオランダ人医師・ポンペの下で西洋医学を修めた。その後、ポンペの後任マンスフェルドに師事し、医学教育の近代化の必要性を諭されたという。

〔参考文献〕
・富田正文校訂　福翁自伝　岩波文庫　岩波書店　東京　一九七八
・外山幹夫　医療福祉の祖・長与専斉　思文閣出版　京都　二〇〇二
・伴　忠康　適塾と長与専斉　創元社　大阪　一九八七

・吉良枝郎　幕末から廃藩置県までの西洋医学。築地書館　東京　二〇〇五
・百瀬明治　適塾の研究　PHP研究所　東京　一九八六
・外山幹夫　医療福祉の祖・長与専斉　思文閣出版　京都　二〇〇二
・竹内誠、深井雅海　日本近世人名辞典　東京　二〇〇五

## 第三節　佐倉順天堂のこと

先に、図1に佐倉順天堂に関連した人々の系譜を掲げた。順天堂の学祖は佐藤泰然（一八〇四―一八七二）である。文化元年、佐藤藤佐の子として神奈川県川崎市に生まれた。一八三〇年に蘭方医を志し、シーボルトの弟子・高野長英らに師事。一八三五年には長崎に遊学した。約三年後に江戸に戻ると、両国薬研堀に蘭学塾「和田塾」を開いた。和田の姓は母方のものであるが、これまで泰然は和田泰然と称していた。

ところが、約一年後に、この和田塾を娘婿の林洞海に任せ、自らは佐倉に移住し父の姓である佐藤を名乗った。なぜ急遽、下総の佐倉藩に移住したのであろうか。順天堂医院のＨＰを見ると、「佐倉に順天堂を開く」の項目には「佐倉藩に移った理由は特定できない」としてある。

わたくしは「蛮社の獄」（一八三九年）が関与した証拠を見いだした（田中弘之「蛮社の獄」のすべて、二五六頁）。蛮社の獄は幕府による言論弾圧事件であり、高野長英、渡辺崋山がモリソン号事件への対応と幕府の鎖国政策とを批判したために捕縛され、無期懲役に処されたものである。泰然は高野長英と師弟関係にあったが、長英がモリソン号打ち払い策を批判した『戊戌夢物語』の写本を所持していたことが取り調べ当局の報告書の最初に記されているのである。この書物の所持が明らかにされるには家宅捜査が行われたに違いない。つまり泰然も捕縛される危険な状況に追い込まれていた。

この非常事態に際して、泰然の知識と見識を知っていた佐倉藩主・堀田正睦が救いの手をさしのべたのである。堀田正睦は「蘭癖」と揶揄されるほどに蘭学とそれを通じて得られる西洋事情に通じていた藩主であった。泰然は佐倉に移住後、急ぎ和田姓を佐藤姓に替えたが、これは「和田泰然」としてブラックリストに載ってしまった事態を切り抜けるためであったと考えて良い。因みに和田は母親の姓で、佐藤は父親の姓である。何故佐倉藩かというもう一つの理由は、堀田正睦が水野忠邦とは幕政において開明派と保守派として意見を異にしていたことである。そこで、忠邦が目付・鳥居耀蔵に命じて行っていた蛮社への捜索に対抗して泰然を佐倉藩に招聘し保護したのである。なお泰然の恩師・高野長英はこの時は「永牢」（無期懲役）の裁きを受け服役中であった。

『日本近世人名辞典』には泰然が若くして隠居し、横浜に赴いたことについて、藩主・堀田正睦が老中となり横浜で開国の衝に当たったときブレイン・トラストの一人となったのではないかと記している。

〔余話〕

泰然の弟子に関寛斎がいる。佐倉順天堂の貴重な記録『順天堂外科実験』の著者である。彼は佐倉順天堂からの派遣医師として下総国銚子の養生所に勤務したが、その際に醤油醸造業（現・ヤマサ醤油）を営んでいた濱口梧陵と親しくなり、その経済的支援を受け、長崎でポンペに学ぶ機会を与えられている。

濱口梧陵は紀州広村の津波の際に稲むらに火を放ち住民を救ったことで知られる人であるが、「お玉が池種痘所」が火災で焼失した際に再建費用数百両を拠出している。「安政の大獄」によって幕閣には開明派が居なくなり、開明派が推進していた「種痘所」の再建は困難な状況にあったのである。

☆

佐藤泰然の娘婿となった林洞海は文化一〇（一八一三）年に豊前国小倉藩士、

林祖兵衛の三男として生まれた。二〇歳のころ江戸に出て、蘭医・足立長雋に入門。佐藤泰然と知り合い、泰然と共に長崎でオランダ医学を学んだ。江戸に戻り泰然が開いた「和田塾」を引き継ぐ傍らオランダ人医師ファン・デル・ワートルの『薬性論』の翻訳をした。安政五（一八五八）年には「お玉が池種痘所」の設立に参画した。文久元（一八六一）年に幕府の奥医師となり、同年、法眼に叙せられた。維新以後は大阪医学校（後の大阪大学）校長などを務めた。

☆

松本良順（後に順）は天保三（一八三二）年に佐藤泰然（和田泰然）の子として生まれた。一八四八年には父の開設した「佐倉順天堂」で助手を務めた。父の泰然は実は士族ではなく、順天堂の功績により晩年に佐倉藩の士分に取り立てられている。その様な身分の佐藤家に幕府奥医師の松本家からの婿養子の話があった。そこで嘉永二（一八四九）年、松本良甫の養子となった。さらに松本家が蘭方医として幕府寄り合い医師であったことが養子となった理由であると考えられる。

良順は安政四（一八五七）年に長崎海軍伝習所に赴き、オランダ軍軍医・ポンペに師事した。文久二（一八六二）年に奥詰医師、翌年には奥医師に進み、「お玉が池種痘所」から発展した蘭方医養成所「医学所」頭取となっている。慶應四（一八六八）年の戊辰戦争では幕府側の軍医として活躍した。戦後は一時投獄されたが、明治二（一八六九）年に赦免され、その後、山県有朋などの薦めで兵部省に出仕（明治四年）。明治六（一八七三）年に大日本陸軍初代軍医総監となり、日本の陸軍軍医制度を確立した。

☆

佐藤尚中は文政一〇（一八二七）年に下総国小見川藩の藩医・山口甫僊の次男として生まれる。十五歳で江戸に上り、蘭方医学を安藤文沢に学んだが、文沢の勧めで和田泰然の「和田塾」に入門。嘉永六（一八五三）年に佐藤（和田）泰然の養嗣子、佐倉藩医となった。安政六（一八五九）年には順天堂第二代堂主となった。翌年、長崎に赴きポンペにオランダ医学を学んでいる。佐倉に戻った尚中は佐倉藩の医療改革を行い、藩医を全て蘭方医とし、漢方を廃した。漢方撲滅の前段階が佐倉順天堂でも形成されていたことになる。
明治二（一八六九）年、維新政府の要請により大学東校の初代校長となっている。明治五（一八七二）年、佐々木東洋らと共に日本初の私立病院「博愛舎」を設立。明治八（一八七五）年に私立の「順天堂医院」を開設し、初代院長となった。明治一五（一八八二）年没。ここに登場した佐々木東洋は後の府立脚気病院の西洋医学担当医である。

〔参考文献〕
・竹内誠、深井雅海　日本近世人名辞典　吉川弘文館　東京　二〇〇五
・戸石四郎　津波とたたかった人・濱口梧陵　新日本出版社　二〇〇五
・合田一道　評伝関寛斎　藤原書店　東京　二〇二〇
・岡田幸夫　日本開国の道標　元就出版社　東京　二〇一五
・宮永孝　ポンペ・日本近代医学の父　筑摩書房　東京　一九八五
・田中弘之　「蛮社の獄」のすべて　吉川弘文館　東京　二〇一一
・桑原敏眞　日本近代医学の父ポンペと幕末のオランダ人たち　文芸社　東京　二〇一八

## 第四節　長谷川泰と石黒忠悳

以上述べた系譜により養成された二人の人物について取り上げようと思う。この二人が長与専斉と組んで漢方撲滅に深く関わったからである。

長谷川泰（一八四二—一九一二）は新潟県長岡市で長岡藩医の子として生まれた。初め漢学塾「長善館」で漢学を学び、次いで鵜殿春風に英学を、そして父親から漢方を学んだ。一八六二年に江戸に出て坪井為春に英語と西洋医学を学んだ。その後、佐倉順天堂の佐藤泰然に入門し、長崎に留学しポンペから外科学を学んだ。佐倉順天堂に戻り、佐藤尚中に西洋医学を学んだが、その後、松本良順の主宰する幕府「医学所」（一八六六年）で外科手術を修得した。一八六八年に戊辰戦争が勃発。長岡の攻防戦（北越戦争）では長岡藩医として活躍。家老・河井継之助の最期を看取った。なお、この北越戦争に際して、父親と家族一同は隣接する小千谷市の石黒忠悳邸に避難させている。維新後順天堂の先輩相良知安の弟・相良元貞の推薦で大学東校に勤めた。

石黒忠悳（一八四五—一九四一）は幕府代官の手代であった父親の任地、福島県郡山市の郊外で生まれたが、幼少のころ両親と死別。一六歳の時に叔母を頼って新潟県小千谷市に赴いた。ここで石黒家の養子となった。江戸に出て松本良順の主宰する幕府「医学所」に学んだ。此の時、長谷川泰と昵懇の間柄となった。北越戦争に於いて長谷川泰の父親など一族が小千谷の石黒忠悳邸に避難したのはこの様な交友関係の結果である。明治維新によって「医学所」も閉鎖となったために帰郷したが、その後、医学所の後身である大学東校に勤め、一八七一年に松本良順の勧めで兵部省に入省し、軍医となった。

この二人の維新後の活躍は後に記すが、特に府立脚気病院での臨床研究の計画と結果を歪ませたのは、この両人と長与専斉であった。

## 第五節　漢方医は何を考えていたのか

維新前夜に蘭方医が漢方を見捨てていた頃、漢方医は何を考え、何をしようとしていたのであろうか。これを示す具体的資料には乏しい。漢方医達はまさか大政奉還によって幕藩体制が崩れ去ろうとは考えてもみなかったであろう。一八三九年の蛮社の獄に象徴的に見られるように、蘭学は反体制思想を孕むものとして危険視されていたので漢方こそが国家安泰の医学と信じていたようである。

しかし、蘭方医の駆使する金属製の尿道カテーテルなどは漢方が持たない最先端医療であったので、漢方を主軸に蘭方も採り入れるという寛容な態度を取る漢方医や為政者が居ても何の不思議も無い。ところが、蘭方医は西洋自然科学の持つ論理性、普遍性、客観性が漢方には無いこと、そしてまた幕藩体制と漢方とを一体のものと認識しており、漢方を撲滅することが日本の近代化に欠かせないと考えたのである。この様な文明論のすれ違いを漢方医の側が殆ど理解していなかった様子を尾台榕堂の『方伎雑誌』（一八六九年刊）から窺い知る

ことができる。〔読み下し意訳は著者〕

☆

子思曰ク「夫レ孝トハ、善ク人之志ヲ継ギ、善ク人之事ヲ述ブル者也」と。前人の後について明らかに述べる事は、誠に人間のけじめの中で重大な事である。そうであるのに、世間の医者を見ると、古方よりも後世方の方が王公・貴人の評判が良いとか、漢方よりも西洋の方術が世間にもてはやされていると言って親が伝えてきた医道も、師匠が授けた医法も、古い靴を脱ぐのよりも安易に、何とも思わない。ちょうど商店が業を改めるようである。

これは、医法を単に生活の手段とだけ思っているからである。それも主君に仕え給料を頂いている人が主君の命令で、方向を転換するのは、これは別の事柄である。自分の一身上の都合で方向を転換するのは、単に名声と利益のためなのである。恥ずかしい心根と言うべきであろう。また、不孝・不義の極まりでは無かろうか。

☆

尾台榕堂には失礼な物言いとなるが、父祖伝来の医術として親から子へ、また師匠から弟子へと受け継がれてきた漢方にはその世界でのみ通用する論理はあったが、普遍的実体、典型的には正確な解剖学的基盤が欠如していた。しかも全国共通の教育システムが構築出来ておらず、また一定の資格認定制度も持ち得なかったところに大きな欠陥があったと言える。藩医の家柄に生まれた嫡子が藩医に登用されるというような封建的身分制度を破壊したところに明治維新の面目があるので、尾台榕堂の儒教的倫理観では漢方を守り切ることが出来なかったと言うべきであろう。

# 第二章　維新後の漢方撲滅の実相

## 第一節　医制は軍制の一部と考えられた

わたくしたちはともすると明治維新とは大政奉還による徳川幕藩体制の崩壊と天皇親政の新政府の誕生のみに目を向けるが、維新政府の最大の課題は欧米列強の植民地とならない国力の増強であり、また幕末に欧米列強と締結した不平等条約の撤廃であった。

幕末に締結した不平等条約の骨子は

①領事裁判権の規定
②関税自主権の欠如
③片務的最恵国待遇

であり、安政五カ国条約とも言われる。五カ国とはアメリカ合衆国、オランダ、ロシア帝国、イギリス、そしてフランスである。この国辱的不平等条約を解消する為には富国強兵と殖産興業により欧米列強に追いつき追い越さねばならなかったのである。強い兵力を持つには軍事力としての医学の近代化が急務であった。医学が兵力の一部と考えられたのである。

極論すれば医学教育は国民大衆の為のものでは無く、軍医の養成であった。従って漢方の介入する余地は無かったとわたくしは考えている。この考えが単なるわたくしの思い込みでないことは、以下に示すようにドイツ（プロシャ）から招聘した医学教育者二人が軍医学校の教師であったことからも明らかである。

この頃の事情と経緯は小川鼎三著『医学の歴史』（中公新書）に詳しいので要所を引用するが、小川鼎三が記していない重要な事柄はこの問題の主導者は文部省医務局長・長与専斉であったことである。専斉については先に記したが、福沢諭吉の文明論に同調する一人であり、漢方を撲滅することが日本の近代化と考えていた人物である。この長与専斉が推進した日本の医学教育確立の経緯は次のようなものであった。

☆

一、慶應三（一八六八）年に大政奉還が為され、十二月に明治天皇が王政復古を宣言した。その翌年四月の東征大総督の江戸城入城までは、江戸はなお旧幕府の勢力下にあり、「医学所」は海陸軍病院の性格を持ちながら存続。その頭取は松本良順であった。

二、松本良順は幕臣であったことから、会津戊辰戦争に際し、幕府軍に加わった。「医学所」は頭取を失ったので林洞海がその後任となった。

三、官軍は横浜に軍陣病院を設けて傷病兵の治療に当たった。イギリス公使館付き医師・ウイリスもここで治療に参画した。ウイリスはこれより以前の鳥羽伏見の戦いでも官軍のために働いたので、薩長の信頼を得ていた。

十、「医学所」が新政府に引き渡され林洞海らは免職となり、薩摩藩の前田信輔がその取り締まりとなった。旧幕府の「医学館」も廃止され、種痘所となった。漢方を捨て欧米に倣うという方針がこの様な形で具体化されたのである。

四、横浜の軍陣病院は江戸に移され「医学所」と併せて「大病院」となった。緒方洪庵の子・惟準が前田信輔の後任となった。

五、明治二年の初頭に佐賀藩の相良知安（一八三六―一九〇六）と福井藩の岩佐純（一八三五―一九一二）の両名が医学取調御用掛に任ぜられたが、それ以後日本の医学はドイツを師とする方向に大きく動いてゆく。この両名は佐倉順天堂に学び佐藤尚中を師とした。明治二年末に医学校兼病院は大学東校（東京大学の前身）と改称された。

六、明治三（一八七〇）年にドイツから教師二名を三年間の契約で招聘する事となった。その契約書には文部卿に直属し、日本人の医師たちに自由に命令できる、との条件が付いていた。この年に文部省が設立され長与専斉は大学東校の学頭になっている。

七、長与専斉はその後、明治四年に岩倉具視視察団に加わり、六年に帰国し文部省医務局長に就任している。

八、ドイツから招聘した二人の教官は普仏戦争（一八七〇—一）のために来日できなかった。そこで、大阪仮病院で働き帰国を準備していたボードウィンに大学東校での講義を依頼し急場をしのいだ。

十、明治四年。普仏戦争に勝利したドイツから陸軍軍医少佐のミュレルと海軍軍医少尉のホフマンが来日した。ミュレルは本科生に解剖学、外科学、婦人科、眼科などを講義し、ホフマンは内科方面を受け持った。

☆

明治天皇陛下はドイツ医学のみに頼った医学教育が為されようとしていることにお気づきで、岩倉具視派遣団に加わった長与専斉が帰国の後（明治六年）陛下に拝謁した折の逸話が薬学者（生薬学）木村雄四郎によって書き残されている。『漢方と漢薬』、第二巻十一号（昭和十年十一月十五日刊）。

なお、引用に際し、難読字にルビを付し、正字体は通行字に改変。明治大帝の前に一文字の空白を挿入してあるのは、尊崇の意を現すためである。なお冒頭の「直話」とは直接に聞いた話という意味である。

☆

此事《このこと》は先年皇太后《こうたいごう》宮大夫入江閣下から親しく承った直話《じきわ》であるが当時其局《そのきょく》に在られた長与専斎《ながよせんさい》先生には親しく欧米各国に於ける医事制度を視察して帰朝し一日《いちじつ》　明治大帝に拝謁《はいえつ》仰せ付けられ具《つぶ》さに西洋医学の進歩発達せる状況より西洋薬の優秀なる所以を言上《ごんじょう》された由《よし》である。

畏《かしこ》くも　明治大帝におかせられてはいと熱心に御傾聴あらせられたがやがて

西洋医学も西洋の薬も優れたるものは大いに学ぶべきであるが我邦《わがくに》にも古来漢方の医術と漢薬とがある。大ひに其《その》研究も亦《また》緊要であらうとの御由《ぎょゆ》を仰せ出され流石《さすが》の長与専斎先生も恐懼《きょうく》御前を退下されたと謂ふ。

☆

漢方も大切にして、両者の長所を摂れば良いとのお言葉であり、天皇のこのご意向は不動のものであった。『明治天皇紀』明治十二年三月二八日の項に「医術に関し深遠なる聖慮を侍従長山口正定に垂示したまひ。漢医・洋医各々長短得失ありて、未だ悉く之を信ずべからずと宣ふ」と記されている。

長与専斉のその後の行動は天皇のご意向を全く裏切っていることを指摘しておきたい。

長与専斉、佐藤尚中らはこぞって漢方の排斥に躍起となっていたが、それは漢方医二万三千人、西洋医五千二百人の当時にあって、漢方医が集団化して抵抗することを極端に恐れたとも考えられる。兎も角も天皇のご意向など問題外である。急いで兵制に組みこんだ形での医制を定めなければならないと考えたのである。森川潤は『ドイツ医学の受容過程』と題する論文に於いて「新政府内に医制を兵制の一部とみなす考え方が支配的であった」と明記している。

〔参考文献〕
・小川鼎三　医学の歴史　中央公論新社　東京　一九六四
・森川潤　ドイツ医学の受容過程　教育学研究　一九八五　五二巻　三七四‐三八四
・明治天皇紀　宮内庁　吉川弘文館　一九六八―一九七五

## 第二節　明治維新とは漢方撲滅のことであった

前節に記したような経緯で日本の医学教育はドイツを師とすることになり、漢方は全く棄却されたが、このことは「明治維新とは漢方撲滅のことであった」と断言して良い。つまり、福沢諭吉を初めとする開明派は「文明開化」をスローガンとして掲げたが、彼らの言う「文明」とは欧州の文明であったから、医学も欧米流でなくてはならないという単純明快なものであった。

☆

兵制に組みこまれた医制がどの様な経緯で全国的に定められていったのかを見てみよう。

明治七（一八七四）年、「医制」公布（文部省より東京・京都・大阪三府に布達）。

国家の試験による医師の開業許可制の採用が決まった。

明治九（一八七六）年、内務省は「医制」を全国に及ぼす。各県は県規則により医師の開業試験を実施。

明治十二（一八七九）年、内務省は「医師試験規則」を各県に達し、全国統一の試験を実施（大学卒業者等に対しては無試験で開業免許を授与）。

明治一六（一八八三）年、内務省は「医師免許規則」及び「医術開業試験規則」を布達。明治一七（一八八四）年より試験を実施。

明治三九（一九〇六）年、内務省は「医師法」を制定。医術開業試験は、八年間の猶予期間の後、廃止することを定めた。

大正五（一九一六）年、医術開業試験廃止。

☆

医制については前掲のような経過を辿ったが、明治一六年の「医術開業試験規則」の概要は次に掲げる内容であった。

一、試験場は全国九カ所、年二回の試験を実施した。

二、試験科目は

前期　物理学、化学、解剖学、生理学。

後期　外科学、内科学、薬物学、眼科学、産科学、臨床実験。

（注）和田啓十郎の記録にはこの臨床実験が後期試験の後に課され、「後期実地試験」と記されている。啓十郎は後期試験の翌年に合格（明治二七年）。

三、年齢制限　なし

四、受験資格　一年半以上の「修学」履歴が必要

☆

ところで、この医制が全国に公布された明治九年当時の医師数を見ると、西洋医は五千二百人、漢方医は二万三千人であった（再掲）。この漢方医を全て廃絶したのでは国の医療が支えられない。そこでやむを得ず、現在開業中の者については医術開業試験を免除し、一代限りでその医療活動を許したと考えられる。

☆

しかし、国民の多くが極めて短期間の内に、西洋医学的治療を求めたのはどうしたわけであろうか。その理由を考えてみよう。

一、政府が陰に陽に西洋医学による治療をかかりつけの医師に求めるような同

調圧力を国民にかけたと考える事ができる。文明開化の名の下に国力を強化し、結果として日清戦争に勝利した（明治二八年）ことが、最も効果的な同調圧力になった、とわたくしは考える。

二、明治四年に徴兵制度が発足したが、軍隊に於いては西洋医学的な治療が為されており、その斬新な医療経験が除隊後の兵士たちによって全国津々浦々に拡散した。

三、一代限りで医業の継続が許された医師（特に漢方医）が、西洋医学的治療に軸足を移し、患者の要請に応える形をとった。ポピュリズムの台頭である。

四、この同調圧力の背後には医薬品の流通過程における利権も関与したとわたくしは指摘したい。漢薬の多くは清国からの輸入品であったが、日清戦争によって輸入が滞り薬価が高騰した。漢薬は大阪道修町の生薬問屋が取り扱っていたが、漢方医の衰退と相まって、西洋の医薬品に経営の主体をシフトした。

西洋薬は欧米からの輸入に頼っており、開国によって進出した欧米諸国の利権に結びついていたものと考えられる。ただし、この様な視点からの検討は為されていないのでその利権の詳細は不明である。
一つ指摘出来ることは、現在知られている田辺三菱製薬や武田薬品などは江戸期に生薬の薬種商として起業し、明治初頭から西洋薬の輸入に参入していることである。この製薬資本の宣伝活動などが世論を西洋医学に傾斜させる働きをしたとも考えられる。

〔参考文献〕
・厚生省医務局編、医制百年史、ぎょうせい　東京　一九七六
・西鋭夫　新説・明治維新、ダイレクト出版　大阪　二〇一六

## 第三節　浅田宗伯、明宮嘉仁《はるのみやよしひと》親王（大正天皇）の命を救う

明治十二（一八七九）年八月三十一日早朝、青山御所で男児が生まれた。父は明治天皇で、名は明宮嘉仁と名づけられた。後の大正天皇である。

『明治天皇紀』十月十七日　皇子御世話中山忠能、発作たびたびなるをもって大いに憂慮し、遂に、今後のこと甚だ恐懼に堪えざる旨を奏す、爾後軽症なりといえども発作止まらず。その回数頻々たり。天皇・皇太后・皇后深く軫憂あらせられ、発病以来日々これを存問せしめたもう。医師浅田宗伯、同今村亮、同岡桐蔭心力を尽くし、侍医局医員渡瀬正造また時々鍼術を奉仕し、忠能以下昼夜看護にはげむ。十二月にいたりて、病勢頗る静平となり、衝逆の発せるはただ九日の一日のみ。上下始めて愁眉を開く。

☆

一方、浅田宗伯の私的な回顧録である『橘窓書影続篇』を油井富雄は引用して次のように記している。

明宮御名嘉仁、明治十二年八月三十一日、午前八時十二分を以てご生誕のところ、御全身発疹、その形、痘疹の如くにして、御体質は虚弱にあらせられる。ゆえに甘連湯加紅花大黄調進のうち、発疹おいおい消散し両便通利よろしく、九月四日に至リ御臍落下諸証平穏のところ、同月二十四日に至リ、御半身浴後にわかに衝逆搐状をなし、ほとんど危険の証候あり、熊胆生姜汁その他開達の薬下ることあたわず、痰喘涎壅盛して気息奄々たり。よって走馬湯をつくり、曲頭管をもって灌下するにやや下るを得、須臾にして吐痰頻々、気息相緩み、少しく蘇息を獲たり。（中略）

十月四日より少々吐乳、六、七日に至リ大便青色に変して微熱あり、千金龍胆抑肝散加芍薬与えて鎮癇調和せんとす。十六日午後三時に至リ、すでに癇発心下痞鞕に衝逆して手足攣急、発作時あり、昼夜四度に及ぶ、急なる時は沈香散を以テこれを排闔し、緩なる時は甘麦大棗湯を以て消息するに、日々三、四度ずつ変動あり。しかれども、その勢緩にして劇甚に至らず。十一月五日に及びて増劇六度にいたり、その後あるは日々発せず。二十六日に至って劇発七度に及ぶ。余断じて胎癇の所為として、妙功十一丸を以て攻下す。

☆

それまで明治天皇の親王や内親王は、当時の西洋医学の最高峰が担当していたが、死産や夭折している。この宗伯自筆の記録からわかることは、宗伯が明宮嘉仁親王の誕生直後から治療に当たっていることである。従って『明治天皇紀』の公式記録よりも前に抜擢人事が行われ、妊娠期より治療に当たっていたことが明らかである。

宗伯はその後も明宮様を拝診し、ご成長を見届けている。

漢方医・浅田宗伯の快挙は国民にとっては誠に喜ばしいことがらであるが、漢方撲滅派にとっては極めて不利な状況となったのである。

〔参考文献〕
・油井富雄　浅田宗伯　医療タイムズ社　東京　二〇一〇
・原武史　大正天皇　朝日新聞出版　東京　二〇一五

## 第四節　天皇の聖慮を裏切った府立脚気病院をめぐって

明治天皇はご自身も脚気に罹患なされたこともあって、当時の兵士や国民を脚気から救済する治療法や病因を和漢洋の知恵を総動員して研究することを大久保利通内務卿に命じた。明治十一年四月のことであった。『明治天皇紀』を以下に記す。

☆

〔引用〕脚気病院設立費として金二万円を東京府に賜ふ、去歳京都に於て脚気症に罹らせられ、東京還奉後十月全治あらせらる、然れども明年再発の憂いなきにあらず、仍りて其の予防転地に勝る方法なしとの侍医言に拠り、高燥地を択て設置せんとの議あり、一日右大臣岩倉具視之を奏す、勅して曰く、転地療法可なるべし、然れども脚気病は全国人民の疾患にして、朕一人の病にあらず、土地を移すの事朕之れを能くすべし、然れども全国の民悉く転ずべからず、故に全国民のため別に予防の方法を講ぜんことを欲す、且東奥巡幸の際、彼の地の鎮台兵を視るに、皆高燥の地に屯営すれども、脚気に悩む物数十人ありたり、思ふに択ぶとも必ず是の患を免るべきにあらず、該病は西洋各国に存せずして只本邦にのみ存すと聞く、果して然らば其原因誠に米食にあるべし、朕聞く、漢医遠田澄庵なる者あり、其の療法、米食を絶ちて小豆・麦等を食せしむと、是れ必ず一理あるべし、漢医の固陋として妄りに斥くべきにあらず、洋医・漢医各々取る所あり、和法亦棄つべからず、宜しく諸医協力して其の病源を究め其の治術を研精すべし、豈之れを予防し全治せしむるの道なからんやと、具視敬服して退く、其の後参議兼内務卿大久保利通亦御転地を勧めたてまつるに、前の如く垂示あらせらる利通大に感激し、直に各府県に達して、其の病因・療法等を具申せしむ、又該病治療の術を研究して聖旨に応へたてまつらんとし、是の歳二月東京に脚気病院を設立せんことを具申して許可を得たり、是の日、御手許金二万円を東京府に賜ひて脚気病院設立の費に充てしめたまふ、乃ち和漢洋三方医を御用掛・医院に任じ、神田神保町旧英語学校を以て脚気病院に充て、七月十日開院す。（了）

明治天皇の高い次元から医学界に対するご要請である。大切なことは和漢洋三者が力を合わせて予防法、治療法、そして病源を解明しなさいというご下命であったと理解できる。

☆

ところがこれを受けた医学界はこの崇高な研究理念を蔑ろにし、西洋医学が優れているという結論を導き出すことに汲々として専念したのである。

その仕掛けは次のようなものであった。この研究の総指揮は衛生局長の長与専斉であり、脚気病院審査専務・編輯専任に石黒忠悳、そして事務局長に長谷川泰が就任している（明治十一年七月八日、衛生局長・長与専斉発出）。この人事は長与専斉の意志に他ならない。

この通達では治療専任医師として小林恒、今村了庵、遠田澄庵、そして直後に陸軍一等軍医・佐々木東洋が任じられている。

研究の計画やその成果の取り纏め役は三者とも「漢方撲滅派」である。天皇陛下のご聖慮は「知恵の総動員による予防法、治療法、そして病源を解明すること」であるはずであるのに、漢方と西洋医学の治療成績を競わせる研究計画へとねじ曲げているのである。

その研究デザインであるが、まず病院の入院病床を四区分した。第一区は漢方医・今村亮（了庵）、第二区は洋方医・小林恒、第三区は洋方医・佐々木東洋、第四区は漢方医・遠田澄庵である。そして特別区として第五区を設けた。これは遠田澄庵が不治と判断した患者は診ないとしたため、この種の患者を受け容れる為に設けられた。

研究報告については表1と2として示すが、わたくしの主観を排除するために、『脚気の歴史』の著者、山下敬三の記述をそのまま引用することにしたい（一七一―一七四頁、表二三と二四は表1と2と変更した）。

☆

〔引用〕すなわち各治療委員の学派の相違によって治療法が異なるため、各区独立の態勢に区分している。そして患者を順番に分配し、公平に分担させている。ただ遠田澄庵は、初診で不治と診定した患者は治療を拒否したため、第五区に入れ佐々木東洋が受け持った。また各治療委員の申報は、その体裁および論説すべて各自書するままにして、編輯の際にいささかも増減していないとことわっている。厳正、公正に報告するよう務めていることを強調している。

表1　脚気病院入院患者一覧表　自　明治十一年七月十日　至　同十二月十日
山下政三著　東京大学出版会発行「明治期における脚気の歴史」より引用

| 病室区分 | 患者数 | | | 転帰 | | | | 患者十人ニ付全癒比例 | 事故 | 委員姓名 |
|---|---|---|---|---|---|---|---|---|---|---|
| | 重症 | 軽症 | 合計 | 全癒 | 半癒 | 死没 | 事故退院 | | | |
| 第一区 | 一三 | 三六 | 四九 | 一九 | 五 | 一三 | 一二 | 三・八八 | 死没ノ内二名ハ入院即日死亡 | 今村　亮 |
| 第二区 | 四〇 | 一〇 | 五〇 | 三〇 | 六 | 九 | 五 | 六・〇〇 | 死没ノ内一名ハ他病ノ為ニ死ス | 小林　恒 |
| 第三区 | 三六 | 一〇 | 四六 | 三七 | 五 | 四 | | 八・〇四 | 死没ノ内一名ハ他病ノ為ニ死ス | 佐々木東洋 |
| 第四区 | | 四八 | 四八 | 二三 | 九 | 三 | 一三 | 四・七九 | 四十八名ノ内六名ハ不治ト設定シテ第五区ヘ送ル | 遠田　澄庵 |
| 第五区 | 六 | | 六 | 三 | 一 | 二 | | 五・〇〇 | | 佐々木東洋 |
| 総計 | 九五 | 一〇四 | 一九九 | 一一二 | 二六 | 三一 | 三〇 | 五・六三 | | |

備考　半癒トハ病已ニ半癒シテ退院スルモノ　事故退院トハ病未タ治癒ニ赴クノ景況ナケレトモ他ノ事故ノ為ニ退院スルモノヲ云フ　但シ十二月十日閉院ノ時未タ治癒ニ赴カスシテ他ニ移ルモノハ此事故退院ノ内ニ算入ス

一覧表（表1）であるが、これをみると洋方側が圧倒的にすぐれた治療成績となっている。全癒比例も漢方側とは問題にならないほどのひらきがある。まさに洋方の圧勝といった観がある。しかし、この一覧表には検討すべき問題点が幾つか含まれている。

まず。重症軽症の区分のことである。

後頁の原田豊の「外来患者申報」をみると、この期間の外来患者総数は八九四名で、「概シテ中等症以上ノ者ニシテ軽症ノ者ハ五分ノ一ニ過ギズ」と記されている。

脚気病は、伝染病と異なり外来で治療するのが基本であり、外来治療が無理な重症者だけが入院治療となる。中等症以上の者さえ外来通院していることから、入院患者のすべてがそれ以上の者、すなわち重症ないし重症に近い者であったことが明らかである。軽傷者が入院していたはずはない。事実、後頁の審査委員会申報には「本院ニ入院スル者ハ中等症以上ノ者」と記されている。

もともとの各治療委員の申報には、患者数のみが記され、重症、軽症の記載はない。また一覧表を作るさい、どのような基準で重症、軽症の区分をしたのか、医学的基準も示されていない。

以上から、重症、軽症の区分には意味がなく、表から除外するのが適当と思われる。

次の問題は事故退院である。字義の通りなら、事情により治療を中断して退院したものということになる。規定の治療を続けず中途で退院した患者は、治療成績を論ずる場合、治療患者数から除くのが医学統計の常識であろう。

次に、第一区の即日（即刻と即夜）死亡と第四区の五区へ移った患者の扱いであるが、ほとんどまたは全く治療を行っていない患者は、該区の治療患者数から除くのが、これまた当然の措置であろう。

以上の問題点を整理し、一覧表を補正すると表2のごとくである。

補正表は、各治療委員が責任をもって、各自信ずる治療法を施し得た患者のみを集め、治療効果のあったもの（治癒軽快）となかったもの（死亡）とに分けた内容となっている。

治療軽快率の高さ、死亡率の低さからみると、佐々木東洋と遠田澄庵の両人が圧倒的にすぐれており、しかも両人の間にはほとんど差がなくなる。第三位

表2　補正一覧表　事故退院者および五区へ移った者はそれぞれの区の治療患者数より削除
山下政三著　東京大学出版会発行「明治期における脚気の歴史」より引用

| 病室区分 | 治療患者数 | 治癒軽快数 | | | 治癒軽快率% | | | 死亡数 | 死亡率% | 備考 | 委員姓名 |
|---|---|---|---|---|---|---|---|---|---|---|---|
| | | 全癒 | 半癒 | 計 | 全癒 | 半癒 | 計 | | | | |
| 第一区 | 三五 | 一九 | 五 | 二四 | 五四・三 | 一四・三 | 六八・六 | 一一 | 三一・四 | 即日死亡二名は治療患者数、死亡数より削除 | 今村　亮 |
| 第二区 | 四五 | 三〇 | 六 | 三六 | 六六・七 | 一三・三 | 八〇・〇 | 九（八） | 二〇・〇（一七・八） | カッコ内は、他病による死とした者を除いた場合 | 小林　恒 |
| 第三区 | 四六 | 三七 | 五 | 四二 | 八〇・四 | 一〇・九 | 九一・三 | 四（三） | 八・七（六・五） | カッコ内は、他病による死とした者を除いた場合 | 佐々木東洋 |
| 第四区 | 三五 | 二三 | 九 | 三二 | 六五・七 | 二五・七 | 九一・四 | 三 | 八・六 | | 遠田　澄庵 |
| 第五区 | 六 | 三 | 一 | 四 | 五〇・〇 | 一六・七 | 六六・七 | 二 | 三三・三 | | 佐々木東洋 |
| 総計 | 一六七 | 一一二 | 二六 | 一三八 | 六七・一 | 一五・六 | 八二・六 | 二九（二七） | 一七・四（一六・二） | | |

は小林恒で第四位は今村了庵である。小林恒と今村了庵の差は十パーセント余りで、若干の差があるとみなければならない。ただ目立っていることは、一、二位と三、四位の間に、明らかな差があることである。

すなわち、この補正表から知られることは、洋方と漢方との間に差があるのではなく、医師個人の間に差があるということである。洋方側が圧倒的にすぐれているようにみえた初めの一覧表（表1）とはすっかり話が変わってくる。ビタミンなど無く、脚気医学もきわめて未熟（とくに西洋医学において）であった当時の医学レベルを考えると、筆者には補正表（表2）の方がはるかに真実に近いように思われる。

なお遠田澄庵が不治と認め五区へ送った六名のうち四名が治癒軽快したことは、佐々木東洋の技倆の高さを示すもので高く評価しておく必要がある。〔了〕

☆

わたくしが思うに天皇陛下の聖慮を素直に受け止めれば、良い治療成績が得られた食餌療法を含む共通事項や薬物を漢洋が力を合わせて解明してゆく方法論を次に計画すべきであった。しかし事実は全く異なり、そのような努力、例えば治療を担当した四人の医師が一人の患者について協議する、或いは次項に記す佐々木東洋が試みたように、四人が揃ってクスリを用いずに小豆食だけで症状の推移を観察することなどは一切為されていない。伝記などを見ると石黒忠悳と遠田澄庵は決して敵対する関係ではなく、むしろ親しかったという。不思議なことである。

もう一つ不可解なことは各委員の治療内容についての記述が残っていないことである。所期の目的からすればこの記録が重要であるのに、それが無い。遠田澄庵の秘方を開示させそれを大衆化することにむしろこの研究の目的を置いていたのかも知れない。

幸いなことに『杏雲堂病院百年史』の中に東洋の治療法の一部を垣間見る記述を見いだした（三六頁）。

☆

「東洋は世俗に従い小豆食を試みた。健胃水の外他食を与えず経過を験べた。三日目頃より効が現れ尿量が一日三〇〇〇 ccにも及んだ。この結果より以後浮腫のある患者には小豆食及び牛乳二三合を与えた。神経炎の考えから塩酸キニーネ、カロメルを賞用した。（注・カロメルは塩化第一水銀、甘汞）カロメルは神経炎に多量に用ゆるも歯齦炎を起こす心配は少なかった。胸内苦悶者には脊髄のⅢ・Ⅶ・Ⅷ位に知覚過敏があり、その部位には水銀軟膏の塗布も行った。或いはその脊柱両側に湿布も行った。又セルテル水にケレモルの服用もした。（注・セルテル水は重炭酸水素ナトリウム、酒石酸を含む炭酸水。ケレモルは酒石酸）」脚気がビタミンB1欠乏に依るものであることを知っている我々が暗中模索の当時のひとびとを安易に批判し、評価すべきではないが、小豆食だけでクスリを用いずに少なくとも三日の経過観察をしているのは見事である。

☆

「世俗に従い小豆食を試みた」とあるが、今村亮の『脚気鉤要』（一八六四年刊）には既に小豆と麦の摂取が「食戒」として記されており、遠田澄庵も米食に毒があるとして小豆と麦を主食とする治療法を採用していたことは広く知られていたことを指摘しておきたい。つまり、佐々木東洋、今村了庵、遠田澄庵は食餌療法においては基本的に共通していたのである。

さらに佐々木東洋は（恐らく遠田澄庵も）当時来日していたベルツからであ

ろうか、ジギタリス葉浸液を用いることを知っていたと考えられる。脚気衝心にジギタリスが有用であることは論をまたない。

漢方医の治療内容の記録は無いが、『脚気鉤要』には用いる方剤が四二方記されており、さらに鍼灸治療についても「千金灸穴」「外台灸穴」が記されている点で周到な著作である。主な方剤としては導水茯苓湯、唐侍中療脚気方、広済療脚気方、越婢加朮湯、木防已湯などが記されている。

遠田澄庵も米食を禁じ赤小豆と麦飯を主食とし、「軽症のものには平水丸、小便減少し水腫の者には利水丸、心悸亢進する者には葶藶湯、麻痺甚だしければ平水丸至尊丸附子剤を与ふ」と記している。

☆

そしてこの臨床研究の最大の不忠義は、和漢洋の知恵を合わせた「結論」を示すことは無く、「病源」を明らかにするには府立病院の学問レベルでは不可能なので、今後はこの研究を文部省に移し、大学で研究して頂きたい」と開き直っている点である。

これを不忠義と敢えて言うのは、「予防法」は白米の大量摂取は禁じ、小豆や麦飯を取るのが良いようであるので今後、多人数での検討が提案できる、治療法は確定しないが、従来の漢方方剤も考慮しつつ、ジギタリス葉末（浸液）などを慎重に用いると良いようである、しかし「病源」については府立病院のレベルではその解明が困難であるので、大学での研究に委ねたい、という最終報告書とすべきであったとわたくしは考えるのである。

帝国陸軍は頑なに脚気症を脚気菌（ピルツ）による感染症と考えており、殺菌の目的で塩酸キニーネや塩化第一水銀を用いているのである。

鈴木梅太郎によるオリザリン（ビタミンB1）の発見（一九一一年）によって脚気菌説はようやく修正されたのである。「府立脚気病院」の報告書のとおり脚気に対して洋医方が遙かに優れていたならば、その後に起こった日清戦争で脚気の罹患者や死亡者は減っていたはずである。しかし現実は戦闘による戦死者は約千人であったが、脚気による死者は約四千人に上っていたのである。しかも、日露戦争では動員した兵員数も約十倍であったが、戦闘による死者約四万六千人に対し、脚気による死亡者は二万八千人であったという悲惨な結果になっている。この「府立脚気病院」での貴重な臨床研究がその後、陸軍に於いては全く生かされていなかったことを如実に示す史実である。

なぜこの様な不正義が生じたかをわたくしなりに考えると、第三節に記した明宮嘉仁親王のご病状を漢方医・浅田宗伯が救命したのは明治十二年八月末からのことであり、更には漢方継続運動のための結社「温知社」もこの年に結成されている。これに加えて漢方撲滅派を不快にさせたのは十二年五月に天皇陛下が遠田澄庵をお召しになろうとしたことであった（『明治天皇紀』）。宮中に漢方医が二人も召されたのでは漢方撲滅は叶わない。

そこで是が非でも洋方の優秀さを示し、それが遠田澄庵を越えるものである事を示さなければならないという切迫した政治状況に置かれたことが『脚気の歴史』（二一七頁）に記されている。遠田澄庵を宮中に招き入れないという長与専斉の既定の方針があったのである。

この一件で最も被害を蒙ったのは他ならぬ明治天皇陛下である。陛下は侍従の一人が重症の脚気に罹ったが遠田澄庵の治療によって全快したことから、大久保利通や宮内省と図って遠田澄庵をお召しになりたかったのである。しかしそれを長与専斉らによって、言わば捏造（意図的で不適切な研究計画）された研究成果によって阻止されたのであった。ご下賜金二万円は二〇二一年の金額にあてはめると、約十億円相当である。

☆

この節の補足として治療に当たった医師たちの経歴を簡単に記しておく。

一、今村了庵。名は亮。一八一四―一八九〇。多紀元堅、華岡準平に学ぶ。上野伊勢崎藩侍医。後、幕府医学館講師。『明治天皇紀』明治十二年十月十七日の項には浅田宗伯と共に明宮様の治療に当たったことが記されている。その後、皇太子・明宮嘉仁親王の拝診医となった。『脚気鉤要』『医事啓源』などの著書がある。

二、小林恒。一八四七―一八九四。下野足利藩医小林三益の長子として生まれた。十五歳で江戸に出て漢学を学び、帰郷して上野前橋の宮下慎堂にオランダ語を学んだ。静岡病院で医学を講じた後、大学東校に移籍し明治四年に文部省権少教授に任ぜられた。明治八年東京医学校御雇となる。九年に東京府病院第二分局長となり、十年には深川コレラ病院治療主任兼予防掛を兼務した。府立脚気病院辞任の後は深川に私立明治医院を設立したが、明治二十七年に病を得て死亡。

三、遠田澄庵。一八一九―一八八九。上総佐倉に堀田家家臣の三男として生まれた。十一歳で江戸に上り辻本崧庵に師事して漢方を学んだ。辻本崧庵は多紀氏と共に幕府医学館の枢要業務に従事していた名医である。一八四四年に日本橋木挽町で開業。脚気治療一筋に刻苦勉励し、苦節一五年にして遠田澄庵の脚気治療は天下に知れ渡ったという。一八五八年に将軍家定が脚気で重態となったさい、三九歳の澄庵は奥医師に任ぜられ法眼の位を賜った。一八六六年、将軍家茂が大坂城で脚気になった際には、江戸からはるばる大坂まで往診に出向いて居る。明治維新となり将軍家奥医師を辞したが、明治十年、静寛院宮が脚気になられた際には澄庵の治療を受けておられる。

四、佐々木東洋。一八三九―一九一八。代々続いた外科医・震沢の長子として江戸本所に生まれた。佐倉順天堂で佐藤泰然、長崎でポンペに医学を学ぶ。維新後は大学東校病院長などを歴任。一八七七年の西南戦争には大阪陸軍病院で軍医として診療に従事。一八七八年、府立脚気病院で診療委員。一八八二年神田駿河台に杏雲堂医院を創立。一八八六年東京府及び神田区医師会長。

〔参考文献〕
・内田正夫　日清・日露戦争と脚気　和光大学総合文化研究所年報「東西南北」二〇〇七
・山下政三　脚気の歴史　東京大学出版会　東京　一九八八
・佐々木東洋研究所編　杏雲堂百年史　鹿島出版会　一九八三

## 第五節　漢方撲滅の日

それでは日本の医療を千年以上にわたって担ってきた漢方に誇りを持っていた医療人はこの事態にどう対処したのであろうか。彼らは漢方医学の教育システムを構築し、西洋医学と並列的に医師免許を取得できるようにすべきであるという運動を起こしたのであった。漢方医存続運動である。その一つが「温知社」の設立で、明治一二（一八七九）年三月十日に東京の漢方医・山田業広らが同志をつのって東京に設立して全国に呼びかけ、機関誌『温知医談』を発行。さらに後進の育成のために和漢医学講習所（のちの温知医学校）を設置して運動を展開した。

明治十四（一八八一）年六月十六日附、温知社総理幹事の名を以て、内務卿松方正義へ提出された願書を掲げる。（旧字体を通行字に改めた）

☆

願

明治十二年官許ヲ蒙リ温知社設立以来開業医師和漢医学研究罷在リ候得共、未タ後学教育仕候儀更ニ無之現今ノ姿ニテハ皇国固有ノ医道モ自然廃絶仕ルヘクト哀痛苦慮ノ余リ各府県下医師七百二十九名ノ総代トシテ私共歎願候、抑々和漢医術ノ如キ古来上ハ　聖体ヲ始メ奉リ下ハ万民ノ疾病ヲ癒シ（中略）

明治十二年内務省第三号布告ニ拘ラス特別ノ御詮議ヲ以テ卒業ノ者ヘハ開業免許状授与ノ特権被下度依テ別冊学科校則等相添ヘ威厳ヲ不憚奉願候詳細ノ儀仗ハ御下問ニ従ヒ上申可仕候

☆

医制に記された西洋六科（第二節に記した）に対応して漢方六科が提案されている。その内容は

一、開物燮理を物理学に

二、窮理盡性を化学に

三、臓腑経絡を解剖学に

四、衆病源機を生理学に
五、薬性身用を薬物学に
六、脈病証治を内科学にそれぞれ対応させている。

☆

漢方医と西洋医を並列的に医師として認めて欲しいという「願書」であるが、これに対しては何らの回答も無かった。

前節に浅田宗伯が明宮嘉仁親王の救命に成功した事を記したが、この様な漢方の実績を励みとして「温知社」はその後三回に亘り国会請願を繰り返し行ったが、いずれも衆議院の解散や会期切れなどによって審議されることは無かった。これも漢方撲滅派の一つの議会戦略であった可能性があるとわたくしは考えている。つまり意図的に議案を会期末に提出するなどの操作である。

因みに浅田宗伯、今村了庵の治療の甲斐あって、明宮嘉仁親王は明治二十三年に皇太子とお成り遊ばしている。この実績は極めて漢方医の側に有利なことであったので、漢方撲滅派は手をこまねいているわけには行かなくなった。そこで明治二七年、石黑忠悳は貴族院議員の集まりに於いて漢方排斥の演説を行うなどの議会工作を行っており、その全文が『医界之鉄椎』に掲載されている。要するに漢方は軍陣医学たりえないと主張したのである。松本良順、長与専斉はこの時貴族院議員であり、専斉はその自伝『松香私志』に石黑忠悳に同調したことを記している。つまり、漢方存続の国会請願は石黑忠悳、長与専斉、松本良順らの議会工作によって否決への下準備が為された。時あたかも日清戦争の最中であったので、軍陣医学たりえないとの主張は明宮親王の救命に漢方医が寄与した実績よりも大きな説得力を発揮したものと考える。

「漢方は軍陣医学たりえない」ことに千歩譲って同意したとして、一般国民の疾病に対して漢方の有用性は皆無であろうか。答えは否である。二〇一八年に(株)ツムラが創業一二五周年を迎えたと報じられたが、これはその前年の明治二六(一八九三)年に漢方の婦人薬「中将湯」の販売を開始した事による。洋医方崇拝の中で漢方界から放たれた一本の矢であったとも言える。

そして、遂に明治二八(一八九五)年・第八回帝国議会に「医師免許規則改正法案」が上程された。第八回帝国議会衆議院の議事録を見ると、反対演説が

# ○第八回帝國議會 衆議院議事速記錄第二十五號

明治二十八年二月六日(水曜日)午後一時十七分開議

議事日程 第二十五號 明治二十八年二月六日

午後一時開議

第一 鐵道敷設法改正法律案(望月右內君外六名提出) 第一讀會ノ續(特別委員長報告)

第二 鐵道敷設法改正法律案(小畑岩次郎君提出) 第一讀會ノ續(特別委員長報告)

第三 傳染病豫防ニ關スル法律案 第一讀會ノ續(特別委員長報告)

第四 醫師免許規則改正法律案 第三讀會

第五 生絲檢查所法案 第二讀會

第六 史料蒐輯ニ關スル建議案 (特別委員長報告)

第七 裁判所構成法中改正法律案(守屋此助君外二名提出) 第一讀會

第八 外國書類傳染病侵入ノ豫防法案(毛利莫君外三名提出) 第一讀會

○議長(楠本正隆君) 諸君、諸般ノ報告ヲナシマスル

(町田書記官朗讀)

貴族院ヨリ送付セラレタル議案左ノ如シ

臘虎膃肭獸獵法案

貴族院ニ於テ刑法附則中改正法律案ヲ可決シタル旨同院ヨリ通牒アリタリ」

肥塚龍君ヨリ淸國媾和使ニ對スル談判拒絕ノ件ニ附キ政府ヘ質問書ヲ提出セラレタリ

議員ヨリ提出セラレタル議案左ノ如シ

陸奧國靑森港ニ於テ露領浦鹽斯德港及西比利亞沿岸貿易ニ關スル船舶ノ出入及貨物積卸許可法律案

提出者 源晟君 菊池九郎君

出征軍人軍屬ノ特典ニ關スル法律案

提出者 阪田昌熾君 柏田盛文君 成田直衞君

特別委員長及理事左ノ通リ當選セラレタリ

官有原野拂下ニ關スル建議案審查特別委員長 磯部十藏君





ウト存ジマス、斯樣ニ私ガ申上ゲマスト、兎角已ガ國ノコトヲ一ツ十分ニ確カナモノデアル、張立テネバナラヌト云フ所ノモノヲ第一ニシテ、ソレカヲ段々ト化シテ參リマシテ、他ノ長所ヲ取ルト云フコトニ致シマセイデハナリマスマイト考ヘマス、あなたがたハ——左樣申シマストあなたがたハ自ラノコトヲ後ニシテ、彼ノコトヲ先キニスルノヲ無理ダト斯ウ御咎メニナリマスカモ存ジマセヌガ、左樣ナ譯デハゴザイマセヌ、ドウカマダ申上ゲタイ事モゴザイマスケレドモ、段々マダ外ニ御話モアル樣子デゴザイマス、成ルタケ短クセヌカト云フ御相談モゴザイマシテ、短ク致シマス方ガ却ッテ宜カラウカト存ジマス、又ソレニ背キマシテ長ク申上ゲマシテモ、是マデ今マデ申上ゲマシタ事ヲマア少シ委ク申上ゲマストカ、繰返ス位ナコトデゴザイマシテ、唯今マデ申上ゲマシタコトニ就キマシテハ、言外ノ意ヲ御推量ヲ願ヒタウ存ジマス

○恒松隆慶君(七十番) 討論終結——本問題ハ……

○議長(楠本正隆君) 本問題ハ通告者アリマスケレドモ、恒松隆慶君ノ討論終結ガ問題ニナリマシタ、討論終結ニ同意ノ諸君ハ起立

起立者 多數

○議長(楠本正隆君) 多數

○恒松隆慶君(七十番) 記名投票ヲ以テ

○議長(楠本正隆君) 偖該案ノ決ヲ採リマスガ、此案ニ就イテハ前回ヨリ大分混雜ヲ生ジタルコトデアル、ソレデ氏名點呼ハ必ズ起ルヤウデアル、此煩ヲ避クルタメニ且ハ又醫術社會ニ於テ其實業ニ直接ノ關係ヲ保ツコトデアルニ依ッテ、自由ノ決議ヲ全ウスルガタメニ、無名投票ヲ以テ決議ヲ採リマス——閉鎖——本案ニ贊成ノ諸君ハ白球、反對ノ諸君ハ黑球、而シテ氏名ヲ必御記シナサレテ携帶ヲ請ヒマス——氏名

(町田書記官氏名ヲ點呼ス)

○議長(楠本正隆君) 開匣ヲ致シマスル

○議長(楠本正隆君) 投票ノ結果ヲ報道シマス

總數 百八十一

名刺モ亦同數

可トスル者 七十六

否トスル者 百零五

(拍手起ル)

該案ハ否決ニ決シマシタ

第五 生絲檢查所法案 第二讀會

○議長(楠本正隆君) 次ハ第五生絲檢查所法案、朗讀ヲ省キマスル、該案ハ第一條ヨリ三條マデ委員ノ修正ニ御異議ハアリマセヌカ

(「異議ナシ異議ナシ」ト呼フ者アリ)

木暮武太夫によって為され、賛成演説が毛利莫によって為されているが、木暮武太夫の演説は石黒忠悳の演説とほぼ同じ論旨である。一方、毛利莫は皇太子・明宮嘉仁親王のご病気が漢方医・浅田宗伯の治療によって快復されたことを述べ、漢方は安易に捨て去るべきではないと主張したものであった。
裁決の結果、この法案は否決された（議事録の議案と採決結果を写真に掲げた）。明治二十八年二月六日。こうして日本国は漢方を撲滅したのである。

〔参考文献〕
・深川晨堂、漢洋医学闘争史（複刻版）医聖社　東京　一九八一
・小川鼎三、酒井シズ　松本順自伝・長与専斉自伝　平凡社　東京　一九八〇
・伴　忠康　適塾と長与専斉　創元社　大阪　一九八七

# あとがき

このたび本書と同時出版する『和田啓十郎・漢方復興不屈の魂』の主人公・和田啓十郎は第八回帝国議会で漢方が撲滅された時、済生学舎に学んでおり医師開業試験前期試験に既に合格し、五月には後期試験に合格した。

啓十郎が医師免許を取得した明治二九（一八九六）年には漢方教育と漢方医としての医師免許を求めていた「温知社」も解散しており、漢方はまさに絶滅の危機に瀕していたのであった。

その後、啓十郎は撲滅された漢方の火をオリンピックの聖火ランナーのように次世代に継代してくれたのである。こうして受け取った聖火をわたしたちは次の世代へと引き渡す責務がある。

文明開化とは文明の西欧化に他ならない。そして先人の努力によってその目的はほぼ達成された状況にある。それでは次にわれわれは何を、何の目的で為すべきであろうか。日本という国の誇りと独自性を発揮すべき時である。

わたくしは医療体系の中にしっかりと漢方を位置づけることがその一つの道

であると信じて疑わない。なぜならそれは単なる文化論ではなく、広く国民の疾病予防（未病を治す）、西洋医学が不得手とする病態の治療、そして活力有る健康寿命の確保に寄与するからである。

本書の執筆に当たっては多くの皆様のご助力を得た。

その第一は、まことに無礼なことに、わたくしは突然に杏雲堂・佐々木研究所の佐々木敬理事長にお手紙を差し上げ、Wikipedia（佐々木東洋）に府立脚気病院で佐々木東洋が完勝したとの記述があるが、根拠を示して欲しいと申し出たのである。敬氏は親切にも『杏雲堂病院百年史』をお送り頂くと共に『脚気の歴史』の存在をご教示下さった。この『脚気の歴史』に出逢わなければ府立脚気病院での具体的な研究の様子やその成果を知ることは出来なかった。

また文献調査に当たっては、千葉大学大学院医学研究院・和漢診療学の平崎能郎氏のご助力を得た。更に本書の草稿について、漢方専門家の視点から八木明男、地野充時両氏にチェックして頂いた、また図表の作成などにはわたくしが現在奉職している医療法人社団誠馨会千葉中央メディカルセンターの目黒久美子氏の助力を得た。

あかし出版の竹本夕紀氏、山本葉子氏、檜山ひとみ氏には本書の装丁、編集作業で大きなお力添えを頂いた。記して感謝の意を表する。（了）

寺澤 捷年（てらさわ かつとし）　富山大学名誉教授

1944 年東京生まれ。1963 年都立両国高校卒業。1970 年千葉大学医学部卒業。1979 年千葉大学大学院中枢神経解剖学専攻修了、医学博士。1979 年富山医科薬科大学附属病院和漢診療部長。同大学医学部和漢診療学講座教授、同大学医学部長、副学長（病院長）などを歴任。2005 年千葉大学大学院医学研究院和漢診療学教授。2010 年より千葉中央メディカルセンター和漢診療科部長。2020 年同顧問。2018 年吉益東洞の思想研究に対し文学博士。

日本神経学会専門医、日本東洋医学会専門医・指導医。

和漢医薬学会理事長、日本東洋医学会会長、東亜医学協会理事長を歴任。

著書に「吉益東洞の研究—日本漢方創造の思想」（岩波書店）、「症例から学ぶ和漢診療学」（医学書院）、「完訳 方伎雑誌」（たにぐち書店）、「完訳 医界之鉄椎」（共著、たにぐち書店）、「和漢診療学 - あたらしい漢方」（岩波新書）、「井見集 附録」（あかし出版）などがある。

日本東洋医学会賞、全日本学士会・アカデミア賞、日本医史学会矢数道明賞他を受賞。

明治維新・漢方撲滅の実相

2021 年 3 月 1 日　第 1 版発行

著　者　　寺澤捷年

発行者　　檜山幸孝

発行所　　株式会社あかし出版
101-0052　東京都千代田区神田小川町 3-9
https://www.akashishuppan.com
総務部　939-8073　富山県富山市大町 2 区 1 - 7


ISBN 978-4-908740-13-8　　Printed in Japan